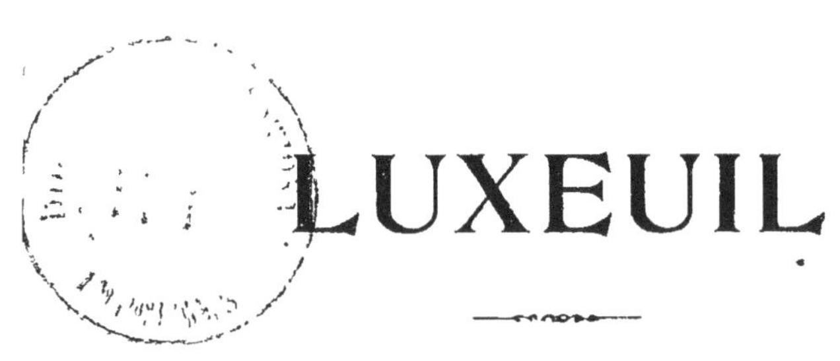

LUXEUIL

RADIO-ACTIVITÉ DE SES EAUX

ÉTUDE CLINIQUE

SUR

LES INDICATIONS THÉRAPEUTIQUES

PAR

le Dr R. de LANGENHAGEN

ANCIEN INTERNE LAURÉAT DES HOPITAUX DE PARIS

MEDECIN CONSULTANT A LUXEUIL

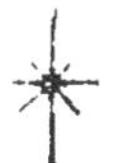

PARIS

IMPRIMERIE R. TANCRÈDE, 15, RUE DE VERNEUIL

1909

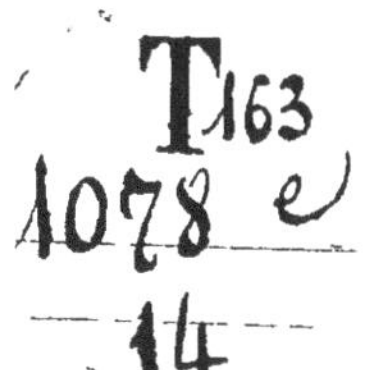

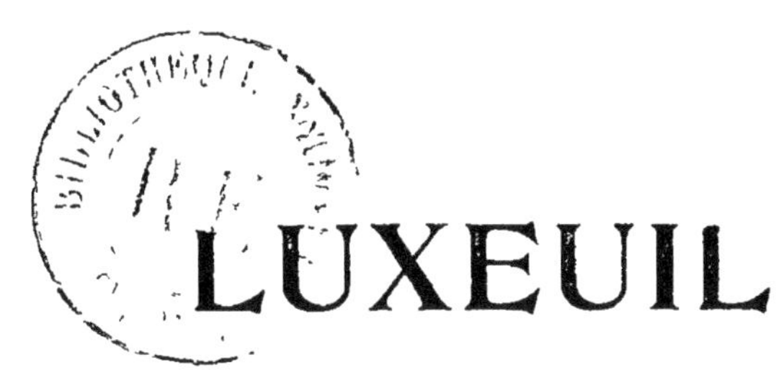

LUXEUIL

RADIO-ACTIVITÉ DE SES EAUX

ÉTUDE CLINIQUE

SUR

LES INDICATIONS THÉRAPEUTIQUES

PAR

le Dr R. de LANGENHAGEN

ANCIEN INTERNE LAURÉAT DES HOPITAUX DE PARIS

MÉDECIN CONSULTANT A LUXEUIL

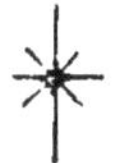

PARIS

IMPRIMERIE R. TANCRÈDE, 15, RUE DE VERNEUIL

1909

AVANT-PROPOS

RADIO-ACTIVITÉ DES EAUX DE LUXEUIL

Dans une conférence faite à Luxeuil le 11 septembre 1902, le professeur Landouzy s'exprimait ainsi :

« Les soulagements, les guérisons obtenus à Luxeuil « ne sont pas exclusivement dus aux sources qui jail- « lissent dans cette riante vallée, ils sont en partie « le fait de l'association thérapeutique représentée « par l'ambiance, le climat, le sol, le ciel, la lumière. « Luxeuil est un milieu reposant, sédatif, et cette note « sédative du climat, on la retrouve dans la piscine et « dans la baignoire. La malade (et je dis, Messieurs, « la malade, parce que les femmes surtout se rendent « à Luxeuil) est baignée corps et esprit, dans un milieu « éminemment sédatif, calme et reposant. Ces circons- « tances de milieu donnent des résultats autres que « dans certaines stations similaires, parce que le réac- « tif qu'est le corps humain se laisse pénétrer par toute « une série d'influences que ni la chimie, ni le thermo- « mètre ne peuvent analyser. »

Luxeuil appartient au groupe des Eaux dites *Indéterminées;* mais si la composition chimique des Eaux de Luxeuil est faible, indéterminée, combien positive et nette est l'efficacité de ces Eaux, reconnue déjà du temps des Romains, mais jamais expliquée.

Depuis longtemps la sagacité des médecins s'ingéniait à chercher, à trouver la raison de l'efficacité thérapeutique que possédaient certaines eaux thermales à minéralisation indéterminée. L'analyse chimique apprenait peu de chose : les Eaux étaient douées d'une réelle activité, on ne savait pourquoi, aucun principe chimique n'étant capable de justifier l'action produite et les résultats obtenus. Déjà, dans une communication que nous avons faite au Congrès de gynécologie à Rouen (avril 1904), pour expliquer la sédation obtenue dans la cure des névralgies pelviennes, avions-nous laissé entrevoir la possibilité d'une action mystérieuse, inconnue, *radio-active,* peut-être ?...

Les travaux remarquables de MM. Curie, Becquerel et Laborde ont permis de soulever un coin du voile qui nous cachait la vérité. MM. Curie, Becquerel et Laborde ont résolu le problème qui depuis si longtemps exerçait la sagacité des cliniciens. Au lieu de chercher des composés chimiques, ils se sont attachés à déceler les formes d'*énergie* : au lieu d'un principe matériel, ils ont dépisté les émanations *radio-actives.* En étudiant les gaz qui se dégagent spontanément des sources, ils ont constaté que les gaz de certaines stations thermales possédaient un pouvoir radio-actif appréciable. Semblables au *radium,* ces gaz émettent des rayons invisibles et pénétrants, analogues aux rayons X et capables, comme eux, d'impressionner les plaques photographiques. (Comptes-rendus de l'Académie des Sciences, 9 mai 1904.)

Or, ce point nous intéresse tout particulièrement; c'est dans les Eaux qualifiées *d'Indéterminées* que la *radio-activité* s'est montrée surtout élevée : Plombières, Luxeuil, Bains-les-Bains occupent à cet égard le premier rang. D'autres eaux au contraire, bien plus chargées au point de vue chimique, telles Royat et Châtel-

Guyon, donnent naissance à des gaz dépourvus de radio-activité.

Mais il convient d'ajouter que si le *radium* transmet aux solides et aux liquides qui l'avoisinent la propriété d'émettre des rayons invisibles et pénétrants, cette propriété n'est pas indéfinie : elle disparaît si le voisinage du métal cesse. Ainsi les gaz d'une eau prise au griffon, peuvent jouir d'une radio-activité considérable; au bout de deux mois d'embouteillage, la radio-activité a presque complètement disparu. D'où la nécessité, pour le médecin, de ne jamais utiliser, loin de la source, des Eaux indéterminées.

La présence des émanations radio-actives dans les Eaux de Luxeuil éclaire d'un jour singulier les effets physiologiques de ces Eaux ainsi que leur action thérapeutique. Que de faits chimiques trouvent leurs explications avec les données nouvelles ! La nutrition modifiée, les échanges organiques augmentés, les mutations cellulaires activées, la sédation du système nerveux, ce sont là autant de résultats trouvant une explication aisée. A l'augmentation de la vitalité des tissus s'ajoute, comme nous le verrons, une action *toni-sédative* dont le maximum d'effet se réalise à Luxeuil sur la *sphère pelvienne.*

A cette spécialisation fonctionnelle s'ajoute la spécialisation générale diasthésique *anti-neuro-arthritique.*

LUXEUIL

SOURCES

Dix-huit sources, d'un débit journalier de 600.000 litres, forment deux groupes distincts : les *salines* émergent du granit, les autres viennent du grès bigarré, ce sont les *ferrugineuses*. Les premières sont très chaudes (30 à 52°) et conservent une limpidité remarquable ; les secondes offrent une température de 21 à 29°, se troublent à l'air et laissent sur les parois un dépôt ocracé. Toutes ces sources, et surtout celle des *Dames*, renferment une notable proportion d'*azote* qui vient former de nombreuses bulles à la surface des réservoirs et joue incontestablement un rôle sédatif dans la cure.

La minéralisation de ces Eaux est faible puisqu'elle n'atteint pas 2 grammes par litre comme minéralisation totale.

Les sources *salines* renferment 1 gramme de chlorure de sodium, 3 à 4 milligrammes de manganèse, 2 à 3 milligrammes de fer, 1 centigramme de lithine, 10 centigrammes de silice, 6 à 7 dixièmes de milligramme d'arsenic et des traces d'iode. Les sources *ferrugineuses* renferment 12 milligrammes de fer, 7 centigrammes de manganèse. La présence du *manganèse*, le plus précieux agent d'oxydation des globules sanguins, fait de ces Eaux une *espèce unique en Europe*.

MODES D'EMPLOI

C'est surtout le *traitement balnéaire externe* qui prédomine à Luxeuil (*bains* en baignoire ou en piscine, *douches*, *irrigations* vaginales, *lavages* intestinaux, *massage*), mais ce sont les *irrigations vaginales* qui sont le triomphe de la station.

Grâce à un ingénieux système de canalisation, l'eau est captée à sa sortie du griffon et menée, sans qu'elle voie le jour, directement dans la baignoire; on a affaire, de la sorte, à une eau pourvue de sa force naturelle, à de l'*eau vivante,* suivant l'heureuse expression de Bonnaire, qui conserve une température constante (48-50°).

L'eau du griffon arrive directement au contact du col de l'utérus avec la pression réduite au minimum, de façon à constituer un véritable bain local. L'irrigation se prend, soit avec un speculum grillagé de Dumez, soit avec une simple canule droite en cristal percée de trous latéraux.

C'est là un progrès réel et qui a été très apprécié par tous les gynécologues, Luxeuil étant, de ce fait, la *seule station française* possédant une eau à cette température. Dans telle autre station, la source correspondante étant de 52°, la nécessité s'impose de la refroidir, ce qui enlève à cette eau une partie de ses vertus curatives. « Cette « eau est usagée vivante, avant que ses éléments ne ten- « dent à la séparation et au divorce, dit encore le pro- « fesseur Landouzy, et nous empruntons à cette eau son « dynamisme lorsque nous y plongeons un organisme « malade... »

Les *bains* peuvent être pris en baignoire ou en piscine, cette dernière ayant le grand avantage que l'eau qui la remplit se renouvelle continuellement en gardant la même température.

Les *douches ascendantes couchées* (lavages intestinaux) s'emploient beaucoup à Luxeuil depuis quelques années et rendent de grands services pour toutes les *utérines* et aussi pour tous les *neuro-arthritiques* adressés à cette station.

Les cabines pour douches ascendantes sont aménagées avec tout le confort désirable.

L'établissement thermal comporte aussi l'emploi des *douches* les plus variées.

Enfin l'eau se prend également en *boisson*. L'eau *saline* est bue au griffon en petite quantité et, quant à l'eau *ferrugineuse* que l'on peut prendre pure, ou mieux, coupée d'eau alcaline, elle est bien tolérée par l'estomac et rend le fer plus assimilable à l'organisme, en raison même de sa thermalité.

ACTION PHYSIOLOGIQUE ET MODE D'ACTION

Les Eaux de Luxeuil sont *sédatives, décongestionnantes* et *toniques*. L'action physiologique du bain se traduit dans sa forme moyenne par une série de phénomènes dont l'ensemble indique un certain degré d'excitation. Cette excitation, plus ou moins forte, a pour effet de réveiller ou d'augmenter la vitalité des tissus, de faire paser les organes de l'inertie à l'activité et de leur donner ainsi la force de se dégager d'une maladie devenue indolente par sa chronicité. La stimulation peut être assez vive pour qu'au bout de quelques jours (5e au 8e jour), les malades éprouvent de la fièvre, de l'inappétence, de l'agitation nocturne, de l'insomnie, de la tristesse et une grande lassitude physique et morale; il y a quelquefois exaspération des douleurs actuelles, ou réveil des douleurs anciennes. En général, ce moment critique dure peu et n'offre rien de grave; il atteste, au contraire, l'impressionnabilité de l'organisme par l'agent minéralisateur et prouve que ce dernier a pénétré dans la composition intime des tissus. Cette première période franchie, la cure se continue paisiblement jusquà ce que des phénomènes analogues à ceux du début de la cure indiquent la saturation; mais, en général, le calme renaît et finalement l'action physiologique d'une série de bains est franchement sédative d'une part et franchement tonique de l'autre.

Prises en boisson ces eaux portent une douce stimulation sur les muqueuses digestives, excitent légèrement la soif et impriment une plus grande activité à l'estomac et à l'intestin dont la sécrétion est augmentée. C'est une eau très appropriée lorsqu'il s'agit de ranimer les fonctions trop languissantes du tube digestif; tout en facilitant l'évacuation alvine, elle relève le ton des organes et provoque l'appétit. Un autre effet est d'agir puissamment sur la *sécrétion urinaire*. Cette activité dans les diverses sécrétions intestinales, biliaire et rénale ne tarde pas à provoquer un effet résolutif marqué en vertu duquel tous les engorgements chroniques tendent à diminuer, à se résorber et à disparaître.

Absorbées froides, les eaux des sources d'*Hygie* et du *Pré Martin* constituent des eaux de table parfaites. De temps immémorial, les habitants de Luxeuil ne boivent que de l'eau provenant de ces sources.

INDICATIONS THÉRAPEUTIQUES GÉNÉRALES

Avec deux groupes d'eaux si différents en composition et en température, il est possible de traiter à Luxeuil des malades relevant d'états généraux différents : des *lymphatiques* et des *pléthoriques*, des *nerveux* ou des *apathiques*. L'échelle thermale de ces eaux est assez étendue pour se prêter à toutes les combinaisons de température voulues.

L'expérience a démontré que Luxeuil convient, par ses sources *salines*, aux *arthritiques*, aux *rhumatisants*, à certains *dyspeptiques*, aux *névropathes* des deux sexes, et par ses sources *ferrugineuses*, à la *chlorose*, aux *anémies* et aux *utérines*.

Il arrive souvent que les deux traitements sont utilisés chez le même malade et nous ne saurions mieux faire que de citer ce que disait dans une de ses cliniques le regretté docteur J. Simon, le savant médecin de l'Hôpital des Enfants-Malades :

« La chlorose associée au rhumatisme comporte une « indication spéciale, celle de l'emploi du fer et du traite- « ment par les eaux thermales. Luxeuil réunit ces deux « avantages : on y trouve des sources salines et des « sources ferro-manganésiennes. L'usage interne de cette « eau convient à merveille aux jeunes filles chlorotiques « qui la digèrent facilement et n'en ressentent aucune « ardeur à l'estomac; quant au principe rhumatismal, « il trouvera dans les sources salines si variées, un trai- « tement thermal approprié à toutes les formes articu- « laires, synoviales, musculaires ou nerveuses... »

Nous ne pouvons résister d'autre part au plaisir de citer textuellemnt ce que disait le professeur Landouzy dans la conférence où il nous a tracé un résumé clinique magistral des indications thérapeutiques générales de la station.

« Les Eaux de Luxeuil, dit l'éminent Professeur, sont « des eaux dont la spécialisation fonctionnelle est décon- « gestive et sédative et dont la spécialisation diathésique « est anti-arthritique. Et cette indication diathésique « vise surtout les femmes, Luxeuil étant une station fémi- « nine par essence.

« Si les rhumatisants, les neurasthéniques, si les lym- « phatiques, les anémiques, femmes et enfants, sont justi- « ciables de Luxeuil, c'est avant tout les utérines, les « pelviennes, les génitales annexielles, impotentes, endo- « lories qui trouvent ici le plus grand soulagement. Je ne « crains pas d'ajouter que les praticiens ne connaissent « pas assez les admirables résultats que l'on obtient à « Luxeuil dans les affections pelviennes annexielles. C'est « ce côté particulier de la cure qui doit amener ici toutes « les *utérines* éréthiques douloureuses, toutes ces femmes « victimées par leur sexe, toutes ces malheureuses qui « n'ont plus un jour de quiétude à cause de l'endolo- « rissement des lombes, des cuisses, des reins, ces martyres « qui souffrent d'un perpétuel état congestif comme si

« elles étaient sous la menace constante de l'éclosion de « leurs règles.

« A côté de ces ultra-douloureuses, il y a la cohorte « nombreuse des neurasthéniques qui ne sont pas tout à « fait des malades, mais qui ne sont pas davantage des bien « portantes. Ce sont des irrégulières, des déséquilibrées « du bas-ventre, ces jeunes femmes, ces jeunes filles dont « la neurasthénie est fonction de l'utérus ou des ovaires « et chez lesquels l'état sexuel est fonction de la neu- « rasthénie, triste cercle vicieux dont elles ne peuvent « sortir.

« Les *annexites*, suites de certaines infections, surtout « de l'infection *gonococcique*, ont des irradiations dans la « gangue conjonctive péri-utérine ou dans l'utérus lui- « même. Les femmes victimées de cette manière, et com- « bien nombreuses, hélas! sont-elles, seront soulagées et « guéries à Luxeuil... »

VUE CLINIQUE D'ENSEMBLE

sur les affections utéro-annexielles

C'est ici le triomphe des Eaux de Luxeuil que l'on peut considérer comme ayant une action pour ainsi dire élective, le traitement par l'eau chaude étant devenu absolument classique dans les affections utéro-annexielles. Les *utérines* pelviennes, génitales, sont donc largement représentées dans cette station, aussi y voit-on affluer toutes les variétés de *phlegmasies génitales profondes, cellulites* et *scléroses utéro-annexielles*. Luxeuil a pour effet de combattre les congestions, de faire résorber les exsudats, de régulariser la circulation locale, de calmer les douleurs et spasmes, tout en notifiant l'état général. Il y a là une action toni-sédative des plus nettes. Que voyons-nous en effet? Des *para* et *périmétrites* (fixation de l'utérus soit par sclérose du tissu cellulaire des ligaments, soit par reliquats des pelvi-péritonites), des *déviations*, des *flexions* utérines, des cas de *prolapsus* utéro-vaginal, de *sub* ou *superinvolution* (scléroses infectieuses post-partum hyperthrophiques ou atrophiques), la *dysménorrhée* par sténose cervicale ou par difficulté de ponte ovarique (ovaires déviés, prolabés ou scléro-kystiques), l'*endométrite* chronique, etc,,,

La plupart de ces cas, qui sont liés à un état neuro-arthritique non douteux, se caractérisent par une tendance marquée aux stases veineuses, à une nutrition défectueuse, à une circulation pelvienne viciée; ainsi se trouvent réalisées les conditions nécessaires pour favoriser la congestion, provoquer cette sensation de pesanteur si pénible, créer du spasme et maintenir les organes pelviens en état de souffrance. Si nous ajoutons à cela que le neuro-arthritisme imprime sa marque de fabrique à tous ces cas, ainsi que l'a si bien montré Richelot, et contribue à l'éclosion de ces douleurs, nous aurons fait la part de la susceptibilité nerveuse particulière de certaines malades.

C'est dans diverses formes éréthiques, à poussées congestives, que Luxeuil, par ses eaux salines, enregistre ses plus brillants succès. Dans un précédent chapitre nous avons parlé du système, en vigueur à Luxeuil, des *irrigations vaginales* prises dans le bain avec de l'*eau vivante* à 48°, nous avons établi la supériorité de ce système universellement apprécié par les gynécologues en présence des résultats produits. Nombreuses sont les observations de patientes arrivant à Luxeuil, impotentes, douloureuses, vouées à la chaise-longue et qui, après une cure de trois semaines, retrouvent leurs forces, sont capables de marcher, d'aller et de venir, et voient peu à peu leurs douleurs s'atténuer et disparaître.

La plupart de ces malades étaient opérées autrefois, mais depuis les progrès réalisés par la chirurgie conservatrice, d'une part, depuis les notions plus précises qui ont été acquises, d'autre part, sur le rôle physiologique des sécrétions glandulaires, la gynécologie est devenue de moins en moins opératoire.

Hégar, en 1878, a, le premier, signalé l'existence des troubles qui suivent l'ablation des ovaires. La pléthore, les bouffées de chaleur, les transpirations profuses, des troubles vaso-moteurs, des désordres d'innervation, sont des accidents communs qui suivent l'ablation des ovaires. Déjà on savait que l'absence de sécrétion interne de l'ovaire était la condition pathogénique capable d'expliquer ces phénomènes. Mais diverses complications peuvent changer le tableau : la neurasthénie, l'hystérie, la mélancolie, et on se trouve en présence d'un véritable psychisme post-opératoire.

Pour éviter les accidents d'insuffisance ovarienne, les chirurgiens sont plus réservés qu'autrefois : même, s'il y a lieu d'opérer, le chirurgien respecte des portions d'ovaire, se contentant de résections ovariennes partielles, cette manœuvre ayant pour but de permettre à des portions d'ovaires de continuer de vivre.

Une réaction heureuse s'est donc produite et dont les Eaux de Luxeuil ont largement bénéficié, et nous pouvons ajouter ici ce que disait encore le professeur Landouzy :

« Voilà encore un autre fleuron de Luxeuil et pas le « moindre. Luxeuil a retenu plus d'une fois le bistouri du « chirurgien pour l'exérèse des annexes et de l'*utérus.* »

J'ai, pour ma part, réuni bon nombre d'observations de malades qui, après plusieurs cures à Luxeuil, ont pu éviter la laparotomie.

. . . .

Le retentissement des inflammations utéro-annexielles sur l'intestin est presque constante : aussi, la constipation, les différentes formes d'*entérite* se rencontrent-elles chez la plupart des *utérines.*

Dans notre dernière communication au Congrès de gynécologie de Rouen (*Des névralgies pelviennes* — Leur pathogénie — Leur traitement aux Eaux de Luxeuil) nous avons attiré l'attention sur la coexistence des lésions utéro-annexielles avec les crises intestinales, mettant en relief ce fait qu'on a affaire souvent à des symptômes d'une interprétation assez délicate, particulièrement quand les phénomènes appendiculaires se manifestent au moment de la menstruation. La très intéressante communication de Legendre sur la *typhlo-colite, l'appendicite* et la *dysménorrhée* avait attiré l'attention sur ces cas complexes. Guinard, en décrivant « l'appendicalgie », Siredey, Soupault nous ont montré les causes d'erreur en pareil cas, et si souvent préjudiciables aux malades, puisqu'il s'agit de formuler une opinion précise au point de vue opératoire. Comme on peut s'en rendre compte, le problème est souvent difficile, étant donné la grande diversité d'allures cliniques d'affections telles que *l'appendicite, l'entéro-colite,* certaines *annexites,* la *dysménorrhée* et les douleurs pelviennes qui les accompagnent.

Nous avons fait ressortir le rôle de la *congestion* et du *spasme* dans les affections douloureuses du petit bassin. Nous citons notre texte : « La pathogénie des névralgies « pelviennes ne s'explique-t-elle pas facilement par la « congestion que subissent au moment des règles tous « les organes pelviens? La menstruation s'accompagne à « chaque retour d'un mouvement fluxionnaire physio- « logique, et si l'on veut bien considérer que la maladie « intestinale, elle ausi. évolue par poussées successives. « on s'expliquera plus aisément les douleurs dont le petit « bassin est le siège par le fait du *spasme* qui retentit « douloureusement à la fois et sur l'intestin et sur les « annexes. »

Les *utérines* arthritiques sont généralement constipées et, en véritables déséquilibrées du bas-ventre, elles fabriquent des réflexes congestifs et douloureux et font du spasme avec une facilité déplorable. Ce sont bien là, en effet, des déséquilibrées chez qui un trouble organique superficiel et des troubles fonctionels durables engendrent une neurasthénie qui, à son tour, retentit sur les fonctions pelviennes. Et cette facilité de congestion se fait sentir, non seulement sur l'appareil génital et sur l'appareil intestinal, mais souvent aussi sur l'appareil urinaire, comme nous l'avons constaté plusieurs fois chez quelques malades présentant des symptômes de *cystite* et de *dysurie*. Nous avons discuté la pathogénie de ces douleurs survenant chez certaines malades d'une façon périodique et sous l'influence des causes les plus banales pour arriver enfin au traitement dont sont justiciables ces malades. Ici encore les Eaux de Luxeuil font merveille. L'eau chaude décongestionne, l'eau chaude est un anti-spasdomique de premier ordre.

L'expérience que j'ai, personnellement, acquise à Luxeuil m'a prouvé que les *irrigations vaginales* et les *douches rectales combinées* réalisaient une cure idéale dans le traitement des *névralgies pelviennes,* liées aux affections que nous avons énumérées, en combattant les phénomènes congestifs, en faisant résorber les exsudats, en calmant les douleurs, les réflexes et les spasmes, tout en tonifiant l'état général de la malade. Il résulte de cette double balnéation chaude (encerclant pour ainsi dire les organes du petit bassin d'une double nappe d'eau chaude) une action des plus salutaires se traduisant par une circulation pelvienne plus régulière et une sédation très nette des phénomènes douloureux. La technique des irrigations vaginales nous est connue. L'eau du griffon arrive au contact du col de l'utérus avec une faible pression. Il s'agit là d'un véritable bain local, l'eau se trouve en contact permanent avec toute la paroi vaginale; l'eau baigne les culs-de-sac et, à la faveur de ce bain local, il se produit une amélioration des conditions de la circulation viciée des organes malades en même temps qu'une excitation des fibres musculaires du vagin et de l'utérus. On comprend combien ce traitement contribuera à décongestionner les organes, facilitera la résorption des exsudats, empêchera les adhérences, redonnera la souplesse et l'élasticité normale à tous les tissus.

Quant à l'entéroclyse intestinale, elle aura pour but de mettre en contact, avec les parois intestinales, un liquide chaud, doué de propriétés décongestionnantes et toniques en même temps; elle doit déterger la muqueuse, réveiller la contractilité intestinale, triompher de l'état spasmodique, faire, en un mot, œuvre curative et calmante.

INDICATIONS SPECIALES

Congestion utérine. — Sclérose utérine (métrite parenchimateuse, fausse métrite). — Fibromatose utérine. — Fibrome.

Il existe un lien solide entre ces trois types cliniques qui constituent en somme les trois phases d'un même processus morbide.

Dans toutes ces formes, il conviendra d'être sobre d'interventions, à cause de la grande irritabilité utérine de ces malades; car, en même temps, ces formes sont accompagnées de dyspepsie, de constipation, d'entéro-colite, de néphroptose, etc. C'est du repos, un régime sévère, un climat sédatif, une cure thermale qui conviennent à ces malades : c'est pourquoi Luxeuil est la station de choix pour tous ces cas, comme nous allons le démontrer. — On sait l'influence de la diathèse dans les manifestations morbides du système utéro-ovarien, et nous avons montré que nombre de malades qui fabriquent des poussées pelviennes ne sont nullement guéries par les interventions chirurgicales.

La *congestion utérine* résumait, pour les anciens gynécologues, toute la pathologie de l'utérus et des annexes. Mais, avec l'avènement de la *bactériologie*, la congestion utérine disparut presque, l'inflammation devenant synonyme d'*infection*.

Une réaction ne tarda pas à se produire contre cette tendance trop exclusive de l'école bactériologique. Doléris, Richelot, Siredey, montrèrent qu'un certain nombre d'accidents utérins étaient indépendants de toute infection, qu'une congestion simple, sans mérite, pouvait causer des troubles importants, et que cette congestion était liée quelquefois à des ptoses viscérales, à la subinvolution, etc.

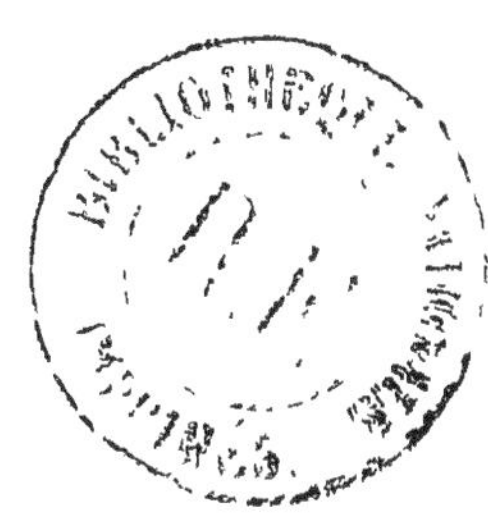

Richelot décrivit la congestion primitive des neuro-arthritiques, congestion due au tempérament seul de la malade, démontrant nettement qu'il est des malades qui congestionnent les vaisseaux de leur utérus, comme elles le font pour les vaisseaux de leur *rectum* ou pour ceux de leur visage.

Il en est de même de la *métrite parenchymateuse* (sclérose utérine), qui avait disparu du cadre de la nosologie génitale. Anatomiquement, la métrite parenchymateuse se caractérise par l'hypertrophie utérine surtout. L'utérus, en dehors de toute blennorrhagie, de tout accouchement, est susceptible de s'hypertrophier. C'est ce qu'on observe surtout à la suite de fatigues, d'excès, d'écarts de régime chez ces malades qui font des poussées fluxionnaires du côté de leur utérus. Dans ces cas, l'utérus a des alternatives constantes d'accroissement et de régression, l'organe chroniquement congestionné se sclérose, s'hypertrophie et l'on a ces gros utérus douloureux, non infectés, sur lesquels a tant insisté Richelot.

Nous nous empressons d'ajouter que ces utérus peuvent s'infecter : de tels utérus réunissent en effet toutes les conditions qui peuvent favoriser l'invasion microbienne. Le col béant laisse aux microbes un passage largement ouvert, les sécrétions abondantes qui s'échappent de la cavité constituent un véritable bouillon de culture pour les germes pathogènes, les hémorrhagies fréquemment répétées, la persistance enfin des phénomènes congestifs placent la malade dans des conditions d'éréthisme analogues à celles des règles, période où l'infection se fait avec une grande facilité.

Mais, examinons quel est le type clinique qui se présente le plus souvent à notre observation.

Il s'agit, en général, d'une femme en pleine période sexuelle, de trente-cinq ans environ, présentant des désordres menstruels, des troubles hémorrhagiques, se plaignant de pesanteur dans le bas-ventre et dans les reins, avec leucorrhée, accusant de l'impotence et des souffrances avec irradiations douloureuses (névralgie lombo-abdominale), éprouvant de la difficulté à marcher, bref une véritable impotente pelvienne. A l'examen, on trouve en général un gros col, l'utérus tout à fait couché en arrière au point de faire croire à un fibrome. Si l'on prend la peine d'interroger ces malades avec soin, on apprend qu'il y a eu de leur part quelque imprudence commise, qu'elles se sont levées trop tôt, etc. C'est là un des cas les plus fréquents, presque toujours le produit d'une involution retardée.

Il s'agit, en somme, d'une dégénérescence des parois utérines (sclérose avec hypertrophie de l'utérus) fréquente après une involution incomplète liée à des troubles nutritifs.

Ces cas sont légion et ce sont ces cas qui ont prêté à des théories nombreuses.

Nous connaissons déjà la théorie de Richelot : pour cet auteur l'utérus présente de la sclérose se révélant au début de la vie, et ces scléroses seraient dues à une dystrophie de l'utérus liée à une nutrition défectueuse chez les arthritiques (en éliminant l'infection). Le professeur Pozzi accepte à la rigueur la même théorie, mais admet un léger degré d'infection atténuée. Mais les deux auteurs sont d'accord pour reconnaître que le curetage est sans effet dans tous ces cas, car c'est le tissu utérin surtout qui est malade, le processus morbide se traduisant par une hyperplasie conjective et une hypertrophie des faisceaux musculaires. D'autre part, les ovaires sont altérés, ratatinés, cirrhotiques, un véritable travail de rétraction s'étant produit sur ces organes.

Mais le professeur Pozzi attache une grande importance à une autre lésion presque constante chez toutes ces malades : c'est la dilatation des vaisseaux, des veines du ligament large. On se trouve en présence d'un véritable *varicocèle tubo-ovarien* qui, seul, peut expliquer la genèse des troubles de nutrition. Peut-il y avoir dystrophie sans infection? Pour Richelot, la sclérose utéro-ovarienne chez les arthritiques débute avec la vie, et le dernier échelon serait le corps fibreux.

Le *fibrome* est donc le dernier terme, l'expression la

plus achevée en quelque sorte de la sclérose utérine : c'est le stigmate par excellence du neuro-arthritisme chez la femme. A côté du terrain nerveux et arthritique, à côté des accidents possibles liés à la vie génitale (blennorrhagie, infection puerpérale) et qui ne jouent, à notre avis, qu'un rôle accessoire, nullement indispensable, nous considérons les épreuves morales répétées comme un facteur de premier ordre dans l'éclosion de la fibromatose. Celles-ci engendrent chez beaucoup de femmes un état neurasthénique qui trouble chroniquement la nutrition cellulaire et qui finit par agir dystrophiquement sur l'utérus et l'appareil utéro-ovarien tout entier. Cette action s'exerce vraisemblablement par l'intermédiaire du système nerveux trophique ou vaso-moteur.

La *sclérose utérine* est remarquablement améliorée par la cure thermale de Luxeuil bien conduite et suffisamment prolongée. Quant à l'efficacité des Eaux de Luxeuil dans le *fibrome,* elle est indéniable, et le résultat heureux de la cure se fait sentir avant la fin de celle-ci : récupération des forces, remontement nerveux, atténuation constante et disparition graduelle des symptômes (douleurs et hémorrhagies). J'insiste particulièrement sur la cessation des hémorrhagies. J'ai plusieurs observations de malades m'ayant été adressées comme fibromes hémorrhagiques, et je puis affirmer que les symptômes hémorrhagiques ont cessé sous l'influence du traitement de Luxeuil, et que si les fibromes n'ont pas disparu, ils régressent et ont, en tous les cas, subi une évolution favorable qui éloigne tout danger et tout accident.

En résumé, Luxeuil est très utile aux femmes affligées de fibromes, en ce sens qu'elles les délivre rapidement des inconvénients, des entraves fâcheuses et pénibles, impotence, douleurs, hémorrhagies, liées à la présence de ceux-ci. Bénéfice thérapeutique très grand qui, lorsqu'il est complètement acquis à nos malades, équivaut à la guérison.

Les effets que nous venons de décrire ne se maintiennent que si les malades réitèrent leurs saisons, car il s'agit avant tout de vaincre l'activité morbide de la maladie.

Dysménorrhée. — Stérilité.

Toutes les variétés de *dysménorrhée* sont justiciables de Luxeuil : qu'il s'agisse de dysménorrhée esentielle, idiopathique, de dysménorrhée d'origine nasale (telle qu'elle a été décrite récemment), qu'il s'agisse de dysménorrhée accompagnant les phlegmasies utérines ou péri-utérines, de dysménorrhée par obstruction particulièrement causée par la sténose des orifices, les polypes, les fibromes, les déviations. La dysménorrhée essentielle est admise par Dalché qui en a relaté plusieurs faits qu'il rattache à une ovulation pénible, défectueuse : ce serait une maladie de l'ovulation, où l'élément névropathique jouerait un certain rôle. Quelle part faire à l'ovaire, quelle part faire au système nerveux?

La dysménorrhée ovarienne tient à plusieurs causes : d'abord à un petit ovaire scléro-kystique, très difficile à apprécier dans sa forme et dans son volume; puis à un arrêt relatif de développement de l'un des ovaires, dû pour Pozzi au varicocèle tubo-ovarien (il s'agirait donc d'une dystrophie d'ordre purement vasculaire). Les douleurs se montrent surtout chez les jeunes filles; elles disparaissent avec l'âge ou à la suite du mariage; en général, l'utérus est infantile. Enfin, la dysménorrhée peut dépendre d'une maladie de l'ovulation : la ponte mensuelle est douloureuse sans qu'il soit possible de savoir pourquoi. L'ovulation peut être gênée par de la *péri-ovarite,* des adhérences.

Les hématomes intra-folliculaires que Dalché a décrits sous le nom de corps rouges ne sont pas étrangers à la production de la douleur dysménorrhéique. Les pontes peuvent tomber dans le péritoine, déterminer une réaction inflammatoire suivie d'adhérences fixant l'ovaire dans une position vicieuse. Ces faits peuvent se rapprocher de la dysménorrhée paroxystique des vierges correspondant à l'hématocèle cataméniale de Trousseau. La crise est subite.

douloureuse, simule l'hématocèle, puis tout rentre dans l'ordre avec l'apparition des règles. Dans ces cas, Segond a invoqué un état nerveux du péritonisme.

Enfin, signalons la dysménorrhée consécutive aux *ptoses* (rein flottant), aux affections cardiaques, hépatiques et rénales.

Dans la dysménorrhée ovarienne, la douleur est prémenstruelle et disparaît avec l'établissement des règles. Au toucher on trouve dans ces cas l'ovaire prolabé sur le bord postérieur et latéral de l'utérus.

Dans la dysménorrhée nerveuse la douleur est également prémenstruelle, mais elle peut persister pendant toute la durée des règles. Les troubles nerveux dominent dans toutes ces variétés.

Les propriétés sédatives et décongestionnantes de Luxeuil seront donc utilisées avec profit dans toutes les variétés de dysménorrhée, qui sont en grande partie cause des nombreux cas de *stérilité*.

La tradition a fait adopter Luxeuil comme jouissant d'une influence heureuse contre la stérilité. Comme on peut le supposer, la stérilité tient à une multitude de causes dont les unes sont susceptibles d'être combattues, mais dont les autres sont inaccessibles aux secours de l'art ou au pouvoir de l'action thermale. Si des cas de la première catégorie se présentent, il en résultera non seulement des chances de réussite pour la cliente, mais des chances de réputation pour l'établissement.

Parmi les causes de stérilité, celles qui autorisent à espérer la guérison sont les suivantes : 1° la trop grande excitabilité nerveuse; 2° la faiblesse générale, l'inertie ou la torpeur du système utérin; 3° la leucorrhée. Ce sera donc toujours à la cause que la thérapeutique thermale devra s'adresser : Si c'est à une trop grande sensibilité nerveuse que l'on a affaire, il faut recourir à la balnéation tonique; s'il y a de la torpeur ou de l'atonie en jeu, les bains chauds et l'emploi des douches sous toutes les formes seront prescrites avec succès. Les Eaux de Luxeuil, comme on le voit, trouvent dans ces cas une source d'indications parfaitement justifiée.

Annexites. — Périmétrites. — Paramétrites. — Exsudats pelviens. — Adhérences pelviennes. — Névralgies pelviennes. — Spasme de l'utérus. — Entérocolite muco-membraneuse.

Les *salpingites* et les *ovarites*, les *annexites* et surtout les reliquats de ces phlegmasies péri-utérines, si longs à fondre, et les *exsudats* pelviens relèvent particulièrement de Luxeuil.

Les irrigations vaginales et les douches rectales combinées conviennent spécialement dans toutes ces lésions où les organes du petit bassin sont intéressés et où les phénomènes douloureux et congestifs procèdent par poussées. On voit des annexites fondre réellement dans le bain après plusieurs irrigations vaginales. Il y a là une action véritablement élective sur ces engorgements et tuméfactions péri-utérines. D'autre part, les annexes, l'intestin et quelquefois la vessie subissent en même temps les effets d'un mouvement fluxionnaire qui se généralise à tout le bassin dans certaines circonstances données. Mais c'est dans le système utéro-ovarien qu'il faut chercher l'épine irritative qui provoque les symptômes de l'*entéro-colite* muco-mebraneuse et quelquefois de la *cystite*. Sous l'influence de la congestion, il se fait une poussée qui retentit douloureusement à la fois et sur l'utérus et sur l'intestin.

D'autre part, on sait avec quelle facilité s'établissent les *adhérences* dans le petit bassin. Or, nous croyons que le rôle de ces adhérences a une grande part dans la pathogénie des névralgies pelviennes si souvent observées. Des lésions légères de salpingites ou d'ovarites, des masses annexielles volumineuses peuvent contracter des adhérences étendues avec les parois pelviennes et aussi avec le rectum, les anses intestinales et la vessie, d'où une irritation produite engendrant rapidement la coprostate, la constipation et un état spasmodique. De là un premier élément de douleur. L'union accidentelle, ainsi réalisée par des adhérences, de tous ces organes, de toutes ces surfaces naturellement contiguës, peut avoir pour effet de fixer les anses intestinales entre elles, d'immobiliser l'utérus, d'enclaver les annexes, au point de rendre certaines interventions chirurgicales très laborieuses, et de déterminer des compressions nerveuses qui sont encore une des sources fréquentes des névralgies pelviennes.

Toutes ces adhérences annexielles au péritoine pelvien peuvent, en outre, s'opposer à l'accomplissement régulier des fonctions utérines, de la menstruation en particulier, et. lorsqu'elles prennent leurs insertions sur l'utérus, causer des déviations et des flexions de cet organe. La douleur est fonction d'adhérences, a dit Lejars, avec juste raison. Ces adhérences. bien souvent. témoignent d'une lésion éteinte et figurent toute la maladie. On ne voit rien, on ne sent rien, et la douleur cède parfois à une simple entéroclyse.

Sous l'influence de la cure thermale, on voit les exsudats disparaître, et l'utérus, se libérant peu à peu des adhérences qu'il peut avoir contractées avec les organes voisins, reprendre sa mobilité normale.

Les phénomènes congestifs, les symptômes douloureux reconnaissent, comme on le voit, des causes multiples. Un véritable spasme de l'utérus peut exister qui, à son tour, retentira sur l'intestin. Ce spasme utérin provient de la turgescence habituelle des parois musculaires de l'utérus, due aux exsudats interstitiels ou à la compression exercée sur l'organe par des exsudats paramétritiques plus ou moins organisés. Et ce spasme utérin peut engendrer à son tour le spasme intestinal.

Nous tenions à insister sur le retentissement des inflammations utéro-annexielles sur l'intestin, car il est presque constant. Les *utérines arthritiques* sont généralement constipées et affligées d'*entéro-colite :* elles fabriquent, en outre, des réflexes congestifs et douloureux, et font du spasme avec une facilité déplorable. Ce sont bien là les véritables déséquilibrées du bas-ventre, chez qui un trouble organique superficiel et des troubles fonctionnels durables engendrent une neurasthénie qui, à son tour, retentit sur les fonctions pelviennes; aussi, depuis que les douches ascendantes ont été installées à Luxeuil, à l'instar de Plombières, le nombre des entérites augmente-t-il chaque année.

Neurasthénie — Ménopause. — Fausses utérines.

Les neurasthéniques des deux sexes peuvent être adressés à Luxeuil. Les femmes paient largement leur tribut à cette maladie pendant la vie sexuelle et surtout à l'époque de la ménopause.

L'âge critique est, en effet, une des époques de la vie où le nervosisme fait le plus de ravages. Une fonction aussi importante que la menstruation ne saurait se supprimer sans faire naître des troubles, si légers soient-ils. Le cadre de ce travail ne suffirait pas à relater les désordres nerveux, les troubles circulatoires, les perturbations vasomotrices qu'on rencontre dans cette période de la vie féminine.

Les maladies de l'utérus et des annexes fournissent, elles aussi, un appoint considérable au développement de la névropathie. Jamais, en effet, on n'a vu autant d'accidents nerveux, autant de névroses liées aux métrites, salpingites, ovarites, etc..., que ces manifestations nerveuses aient précédé, accompagné ou suivi l'intervention chirurgicale dont tous ces cas auraient été l'objet. La chirurgie, malgré ses progrès et ses éclatants succès, n'en est pas encore arrivée à supprimer le système nerveux, et alors la neurasthénie, restée maîtresse de la place, poursuit impérieusement son cours au détriment des pauvres malades.

Quoi qu'il en soit,, dans tous ces cas, la cure thermale répond complètement au traitement rationnel de la *névropathie*, qui consiste avant tout à soustraire ces malades à l'influence du milieu dans lequel elles vivent habituellement, à leur créer des distractions et des impressions nouvelles, et à leur assurer les ressources de l'hydrothérapie et du climat.

Luxeuil se trouve être, de ce fait, la station de choix, car en dehors de ses eaux éminemment calmantes, l'air y est sédatif au plus haut degré. En général, deux saisons de Luxeuil permettent à ces malades (à la période de la ménopause) de franchir cette période critique si pleine d'angoisses et de souffrances pour beaucoup d'entre elles.

Si, chez beaucoup de ces malades, le système utérin est réellement altéré, il en est un certain nombre chez lesquelles l'affection utérine n'existe que dans l'imagination. Ce sont les « fausses utérines » (Siredey), véritables hypocondriaques et nosomanes utérines. Toutes ces fausses métrites ressortissent de Luxeuil, non parce que l'utérus est en cause, mais parce qu'au-dessus de cette prétendue métrite, il y a une névrose dont les Eaux de Luxeuil doivent avoir raison, en vertu de leur action sédative et décongestionnante.

ARTHRITISME

Rhumatisme à forme névropathique. — Manifestations arthritiques.

Phlébites. — Phlébalgies. — Sciatique. — Prurigo.

Luxeuil est une station décongestionnante et anti-arthritique au premier chef. On sait que l'arthritisme est le type des maladies de la nutrition, où le trouble de la nutrition domine tout, est primitif et indépendant d'une maladie antérieure.

Le principal caractère de cette diathèse est la congestion. La classe des malades tributaires de la diathèse arthritique est très nombreuse. Ces malades sont, en général, rhumatisants et quelquefois goutteux, toujours en proie à une foule de malaises subits, aigus ou chroniques, très mobiles, où les phénomènes nerveux et l'élément fluxionnaire jouent le principal rôle.

La réputation des Eaux de Luxeuil dans la cure du *rhumatisme* chronique est, depuis longtemps, incontestée. En raison de la température élevée des principales sources, on peut traiter le rhumatisme sous toutes ses formes. Les Eaux agissent puissamment surtout contre le rhumatisme névropathique, le rhumatisme musculaire et fibreux, articulaire, subaigu, ainsi que les *névralgies, phlébalgies, paralysies*, qui peuvent se rattacher à cette maladie générale. On ne perdra jamais de vue qu'un rhumatisant, qu'il soit lymphatique ou sanguin ,est presque toujours un congestif, aussi faut-il procéder chez eux avec ménagement. C'est ainsi que chez le vrai goutteux, le goutteux franc, qui, périodiquement, souffre du gros orteil, qui court le risque d'un accès prématuré et chez lequel tout mouvement congestif exagéré sur les viscères est toujours à craindre, il conviendra d'ajourner toute idée d'une cure intempestive.

Nous restons donc en présence de deux types cliniques · l'un est un malade anémié par des crises antécédentes; l'autre est un sujet arthritique, au facies coloré, dyspeptique, sujet aux poussées névralgiques, aux flux hémorrhoïdaires. Ces deux types bénéficieront, à titre égal, des sources chaudes de Luxeuil. Tandis que les bains salins, courts, de température moyenne, conviendront au dernier type, le premier type, au contraire, se trouvera bien de bains un peu prolongés, de température élevée, avec usage d'eau ferrugineuse à l'intérieur. L'échelle thermale qu'on rencontre à Luxeuil est assez étendue pour se prêter à toutes les combinaisons de température voulues pour congestionner, d'une part, la peau, au profit des viscères, ou, au contraire, redonner de la souplesse et de l'élasticité aux raideurs articulaires et aux membres endoloris.

Toutes les fois que le rhumatisme s'accompagne de phénomènes nerveux, de névralgies, les bains chlorurés seront tout à fait indiqués. Les vraies névralgies se trouveront fort bien des piscines salines et surtout de la piscine du bain gradué (34°-36°) avec les deux températures qui permettent d'avoir raison des névralgies les plus tenaces, telle que la *sciatique invétérée*. La question a souvent été soulevée de savoir si les complications cardiaques ne constituaient pas un obstacle à la cure hydro-minérale.

Notre regretté maître, Constantin Paul, disait que le rhumatisant ne pouvait subir la cure qu'avec avantage, puisqu'elle contribuait à communiquer aux parois des vaisseaux la tonicité qui leur faisait défaut, à la seule condition qu'il n'y eût, ni *asystolie,* ni insuffisance *aortique,* ni *artério-sclérose* trop prononcée. Avec ces restrictions, le malade sera soumis sans inconvénient à l'eau saline exclusive. Les bains seront, bien entendu, très courts et ne dépasseront pas 35°. Le docteur Tillot, notre distingué confrère, qui a exercé avec succès à Luxeuil pendant plusieurs années, cite le cas de nombre de malades atteints de complications cardiaques, et parmi eux, plusieurs enfants qui ont très bien supporté la cure, dont ils tiraient un grand profit, de la diathèse rhumatismale et de leur état général. Chez les enfants, les douleurs dites de croissance se trouveront bien des heureux effets de l'alternance de la balnéation saline et de la balnéation ferrugineuse.

Les rhumatismes musculaires, articulaires, fibreux, constituent les variétés de rhumatismes qui bénéficieront le plus de la cure.

Nous ne saurions terminer ce chapitre sans dire un mot d'une manifestation rhumatismale, d'essence arthritique, excessivement fréquente; nous voulons parler du *rhumatisme veineux* (de la *phlébite* rhumatismale) et, en général, des *lésions veineuses* chez les neuro-arthritiques.

Bagnoles-de-l'Orne s'est acquis, depuis quelques années, une spécialisation telle, qu'on ne peut parler de cette station sans y associer les maladies veineuses (varices, phlébites). Cependant, les piscines de Luxeuil jouissent d'une vieille réputation dans le traitement des *phlébites*, et cette réputation est pleinement justifiée par les cures remarquables obtenues chaque année. Le professeur Tarnier, dont l'exemple est suivi par nombre de ses élèves, recommandait couramment une cure à Luxeuil dans tous les cas de *phlébite*.

Quoi de surprenant qu'un accoucheur, qu'un gynécologue songe à adresser les *phlébites* à Luxeuil?

N'avons-nous pas vu, dans les précédents chapitres, que les affections utéro-ovariennes se caractérisaient par une tendance marquée aux stases veineuses, à une nutrition défectueuse et à une circulation pelvienne viciée. Cette gêne de la circulation veineuse du petit bassin s'étend aux veines du membre inférieur, cela s'explique aisément, et il est facile de concevoir que les varices pelviennes, les varices ano-rectales, les varices des membres inférieurs sont les trois étapes successives d'une modalité clinique uniforme dans sa cause.

Nous ne nions pas la coïncidence possible du rhumatisme avec un état douloureux des veines.

Mais nous désirions attirer surtout l'attention sur les suites de *phlébites* anciennes ou récentes, sur les *dilatations variqueuses* qu'on observe si fréquemment dans la pratique.

Un malade, une malade, arrive à la station avec une jambe encore volumineuse, pesante, lourde, douloureuse, pouvant à peine faire quelques pas, soutenu par des béquilles ou un aide, et, après trois semaines de cure, le malade repart complètement rétabli. Voilà le fait sur lequel nous insistons auprès des cliniciens. C'est qu'en effet, le gonflement, l'impotence, la douleur, dus aux troubles circulatoires, sont des symptômes pénibles et menaçant de durer un temps fort long. Or, l'action franchement résolutive des piscines de Luxeuil combattra avec succès la congestion passive, la stase sanguine, l'œdème de cause mécanique engendré par le barrage vasculaire, les douleurs et la gêne du mouvement : autant de symptômes dus à l'insuffisance des voies de suppléance et à la dilatation des veines profondes qui sont si souvent le point de départ de névrites et de névralgies très tenaces (sciatique variqueuse).

Enfin, nous ferons remarquer que beaucoup de ces affections, varices, hémorrhoïdes, troubles de la circulation veineuse périphérique, état douloureux des veines, congestions utérines, rhumatisme névropathique, sciatique variqueuse, prurigo même se rencontrent très souvent chez le même sujet. Et, chose singulière, ces différentes manifestations, toujours douloureuses, alternent en général dans leur apparition et donnent ainsi la note de cette diathèse congestive, si multiple et complexe, où, pour le patient, tout est malaise, tout est souffrance.

Nous signalerons, pour terminer, les remarquables effets produits par les douches chaudes et tièdes dans les dermatoses prurigineuses, le *prurigo arthritique sine materia*. C'est notre excelent ami, le docteur Jacquet, dermatologiste des plus distingués, qui, le premier, a préconisé cette thérapeutique dans les cas de *prurit*, et notre savant confrère, le docteur Brocq, est un chaud partisan d'une cure hydro-minérale chez les *prurigineux* et recommande Luxeuil, à côté de Schlangenbad et de Bagnères-de-Bigorre.

Chlorose, Anémie, Enfants lymphatiques.

Les sources ferro-manganésiennes méritent une mention spéciale, car leur composition, presque unique, nous révèle qu'elles sont souveraines contre la *chlorose* et l'*anémie* et dans tous les cas où l'organisme réclame du fer, dans les convalescences, dans les anémies consécutives aux maladies aiguës, aux hémorrhagies, enfin, et surtout, chez les jeunes enfants *lymphatiques*.

Ces eaux, non seulement contiennent du fer sous forme de carbonates et phosphates assimilables, mais surtout du manganèse, le plus précieux agent d'oxydation des globules sanguins, de l'arsenic et de l'iode.

Dans le traitement de l'anémie, la chaleur des Eaux ferro-manganésiennes de Luxeuil est doublement précieuse : d'une part, elle permet d'administrer des bains généraux d'eau ferrugineuse presque pure, et, d'autre part, elle rend ces eaux tolérables pour l'estomac qui s'assimile le fer qu'elles contiennent.

Les jeunes filles, les jeunes femmes, grâce à ce traitement, voient leurs époques se régulariser, retrouvent des forces et de l'appétit et sont heureuses de voir disparaître ce cortège de symptômes qui les attristaient, tels que céphalée, vertiges, palpitations.

Quant aux jeunes enfants, nous posons en fait que les petits malades *lymphatiques, hyperexcitables,* qui ne peuvent supporter l'air de la mer et qui ont cependant besoin d'être fortifiés, trouveront à Luxeuil les conditions nécessaires à leur guérison : d'une part, un climat éminemment reposant et sédatif, et, d'autre part, des piscines ferrugineuses puissamment reconstituantes.

Dans cette courte Etude, nous avons passé en revue les indications capitales des sources chaudes et radio-actives de Luxeuil, en nous appuyant sur les données cliniques et physiologiques, car c'est là le point qui intéressera toujours un médecin soucieux de prescrire une cure thermale appropriée et qui considérera la thérapeutique comme le but suprême vers lequel doit tendre tout son effort.

« N'oubliez pas (disait le professeur Landouzy en ter-
« minant sa conférence) que les Romains, nos maîtres en
« balnéation, avaient divinisé les sources de Luxeuil, et
« souvenez-vous de cette note caractéristique : *balnéation*
« longue, chaude ou tiède, *douche* chaude ou tiède.
« *irrigation* vaginale, *irrigation* rectale dans un milieu
« calme, reposant, sédatif.«

Paris. — Imprimerie R. TANCRÈDE, 15, rue de Verneuil.

www.ingramcontent.com/pod-product-compliance
Ingram Content Group UK Ltd.
Pitfield, Milton Keynes, MK11 3LW, UK
UKHW020520230726
13925UKWH00005B/2202

9 782019 281502